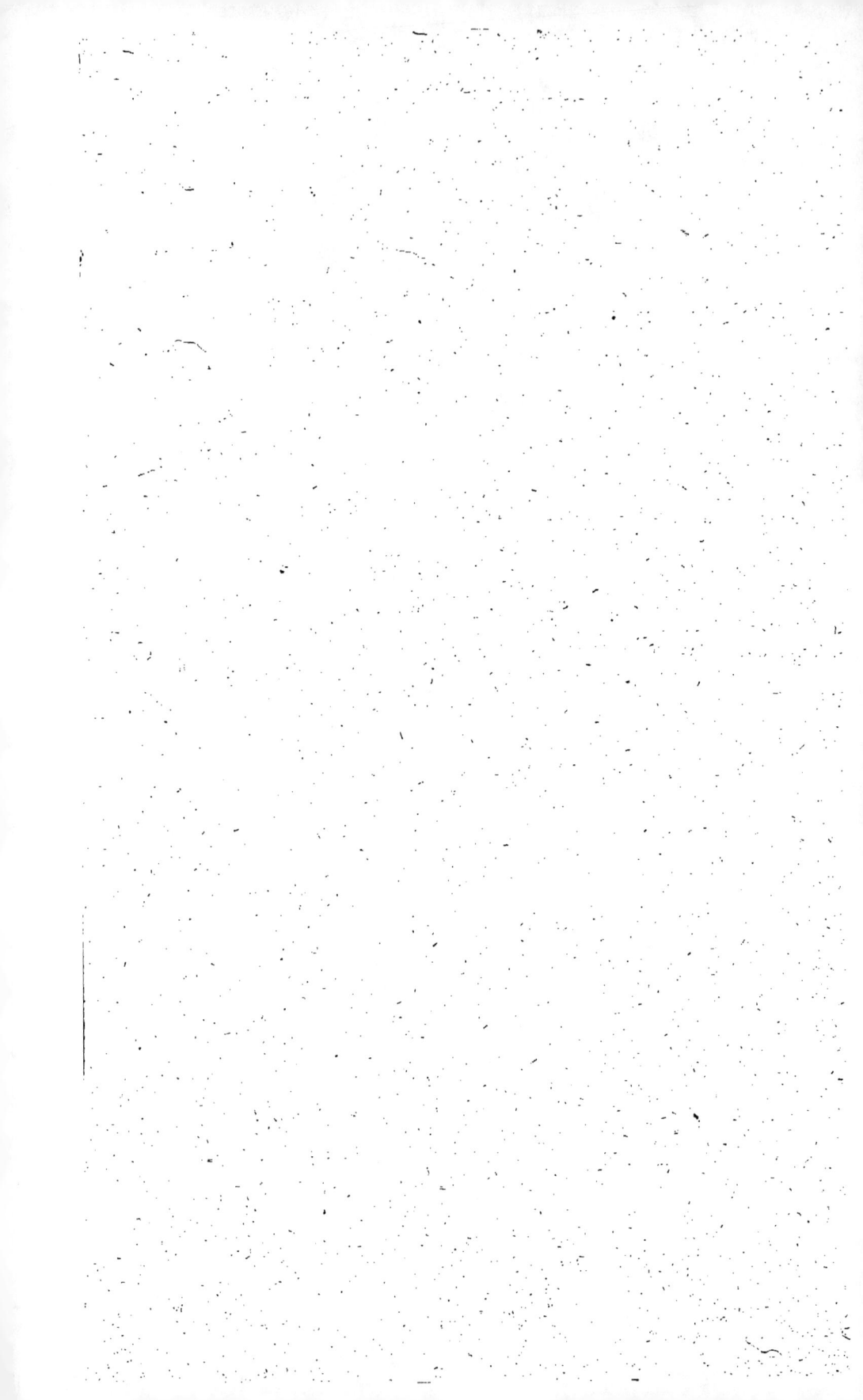

43

T d 218.

QUELQUES CONSIDÉRATIONS GÉNÉRALES

SUR L'ORIGINE DE

LA SYPHILIS,

LE 11 JUIN 1852;

Par MICHEL-HIPPOLYTE GAME,

né à Courmangoux (Ain),

Ex-Chirurgien interne de l'Hôtel-Dieu de Bourg-en-Bresse (Ain); Chirurgien interne des Hôpitaux civils de Lyon : Grand Hôtel-Dieu, Maternité, Charité, Antiquailles; Élève lauréat de l'École de Médecine de Lyon, aux examens d'août 1850.

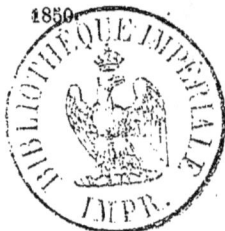

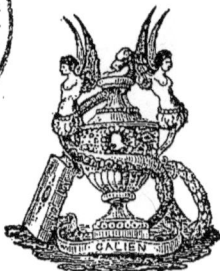

Montpellier.

TYP. DE BOEHM, PLACE CROIX-DE-FER.

1852.

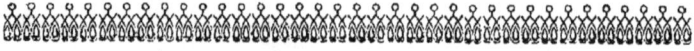

QUELQUES CONSIDÉRATIONS GÉNÉRALES

SUR L'ORIGINE

DE LA SYPHILIS.

L'étude de l'épidémie syphilitique, ce fléau si redoutable pour les pays qu'il parcourt, touche aux questions les plus importantes de l'hygiène publique et de sa pathologie. Les médecins, dans l'intérêt de leur art, doivent cultiver avec zèle cette étude, qui leur présente tant de résultats avantageux pour la science.

L'épidémie de la syphilis et les épidémies en général sont, en effet, à l'histoire médicale des peuples, ce que les révolutions politiques sont à l'histoire des empires. Préoccupés des systèmes et des théories médicales qui ont régné tour-à-tour aux divers âges de la science, beaucoup de médecins ont négligé l'étude de la syphilis et des maladies populaires en général, comme si elle ne contenait que des faits isolés ou des enseignements sans but, sans utilité réelle. Les matériaux, au contraire, fournis à l'observation par l'histoire des maladies générales, telle que la syphilis, ont toujours été les plus solides fondements de la science pathologique. Celui qui connaît d'avance la marche, le mode de propagation, les lois du développement ou de l'apparition de la syphilis, ne pourra-t-il pas, avec plus de succès, ralentir ou diriger le cours de cette affection, et trouver le remède à côté du mal? Aussi, doit-on dire, avec Morgagni, que la connaissance des épidémies qui se sont montrées plusieurs fois dans le même pays, avait l'immense avantage de guider l'homme de l'art dans les cas difficiles qui paraissent si souvent au début d'une maladie populaire, et surtout de cette maladie si fréquente aujourd'hui. Je veux parler de la syphilis.

La syphilis a-t-elle existé de tout temps? A-t-elle été apportée d'Amérique vers la fin du XVᵉ siècle? Est-elle née subitement à cette époque par un concours de circonstances pathologiques inconnues, comme une grande épidémie? Cette dernière opinion me paraît la plus probable. Puissé-je donner quelques preuves solides à l'appui de cette nouvelle origine !

Plusieurs syphiliographes refusent à la maladie vénérienne une origine spéciale ; ils lui créent une filiation plus ou moins probable à travers les siè-cles , l'attribuent à la misère , à la débauche , à la prostitution , et la déclarent aussi ancienne que le vice. MM. Ricord, Cazenave, Devergie se sont rangés à cette opinion.

En remontant aux sources historiques qui nous ont été transmises par l'antiquité , on ne trouve , dans la description des maladies qui peuvent affec-ter les organes génitaux, que fort peu d'analogie avec l'appareil symptomatique que la syphilis pré-sente de nos jours. Aussi Astruc, Girtaner et d'au-tres assurent–ils que les écrivains de l'antiquité , historiens, poëtes et médecins , ont gardé un si-lence absolu sur les maladies contractées par le commerce des femmes. Ces écrivains , disent–ils , si féconds à traiter de la débauche la plus effrénée et de l'impudicité la plus odieuse, ne citent aucun fait qui ait véritablement rapport avec le mal vénérien.

Moïse parle ; dans plusieurs passages du Léviti-que , des écoulements par les organes sexuels (*fluxum seminis*), dont les Hébreux paraissent avoir été fréquemment atteints. Il appelle impurs les hommes atteints de ces écoulements, et prescrit à leur égard des règles hygiéniques. Mais qui nous prouve que ces écoulements étaient de nature virulente? Moïse n'appelle-t-il pas impures les femmes qui avaient ou menstrues ou lochies? Ne leur ordonne-t-il pas de se purifier? Moïse fait brûler le vêtement du malade. Que prouve ce fait? En Italie et dans d'autres pays méridionaux, on brûle encore aujourd'hui les effets d'habillement et de couchage qui ont appartenu à des phthisiques décédés. Il est donc permis de croire, avec plusieurs commentateurs, que Moïse n'avait en vue dans son système sanitaire, que de rendre plus attentifs à la propreté du corps les Hébreux, ce peuple naturellement sale, qui sortait à peine de l'esclavage et vivait sous un ciel de feu. « Ce *fluxum seminis immundus* dont parle Moïse, peut très-bien s'entendre du flux que nous voyons encore de nos jours se développer dans des circonstances de malpropreté et de crapule, de faiblesse ou d'altération des organes génitaux, etc. On n'y trouve aucune indication, même lointaine, des deux caractères distinctifs de la syphilis : la transmission par contact et l'hérédité. »

Dans plusieurs passages de ses écrits, Hippocrate parle de divers symptômes, et l'on croit y trouver une description de la maladie vénérienne : tels sont les dépôts sur les parties honteuses, les ulcérations, les tumeurs de la région des aines, les pustules,

les érysipèles , la carie des os , la chute des dents et
des cheveux. Dans le livre *De naturâ muliebri* , il
décrit les verrues , les ulcères de la matrice , le
prurit des parties sexuelles. Celse parle aussi des
ulcères de la verge , de condylômes, des fistules à
l'anus, des ulcérations de la bouche. On cite encore
plusieurs passages des ouvrages arabes, d'autres
tirés des œuvres d'Arétée, Galien, Cœlius Auré-
lianus , etc., comme précisant quelques-uns des
symptômes de la maladie vénérienne. Mais quels
sont les auteurs, dont on invoque l'autorité en
cette manière, qui ont parlé du virus contagieux ?
En outre , aujourd'hui que la syphilis est si répandue , ne trouve-t-on pas encore des altérations de
nature très-diverse , dont les organes génitaux sont
le siége , et qui certainement ne proviennent pas
de la vérole ?

Il est une chose hors de doute pour nous. Si le
mal vénérien avait existé dans l'antiquité tel que
nous le connaissons aujourd'hui, il est certain que
les auteurs anciens nous en auraient longuement
entretenu, et leurs livres ne laisseraient aucun
doute à cet égard. Les ulcérations, les pustules,
les écoulements, les tumeurs de la verge ou de la
matrice , qu'ils ont décrits, ne peuvent plus être
confondus avec les caractères de la vérole. Aussi
nous ne pouvons admettre l'origine ancienne de la
syphilis.

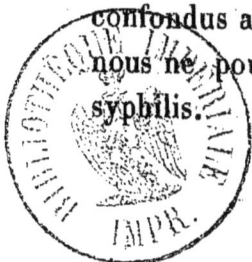

La syphilis est donc pour nous une maladie d'origine moderne, dont l'apparition eut lieu vers la fin du XVe siècle. Vous trouvez une preuve de sa nouveauté dans l'embarras des médecins qui ne savent quel nom lui donner, et laissent au peuple le soin de la désigner : de là, cette grande variété de noms qui ont servi à dénommer la syphilis, et qui étaient tirés des différentes formes sous lesquelles se manifesta cette maladie à son début. Une seconde preuve de la nouveauté de la vérole, c'est que ses symptômes, ses formes, ses transformations sont tout-à-fait inconnus, et que vous ne trouvez une nomenclature un peu fidèle de ses caractères qu'en 1527, trente-trois ans après l'épidémie de Naples.

Une autre considération qui vient à l'appui de la nouveauté de la maladie, c'est que les médecins, pris au dépourvu, ne savent quel traitement administrer. Une pareille incertitude eût-elle existé si la maladie avait été connue de tout temps ?

En fixant l'origine de la syphilis au XVe siècle, faut-il croire avec Astruc, Girtaner, que le principe syphilitique est venu d'Amérique ? Ne vaut-il pas mieux penser qu'il s'est répandu dans le monde comme une grande épidémie, en éclatant à la fois sur plusieurs points du globe ?

Oviédo le premier a porté contre l'Amérique, comme pour pallier la conduite féroce des Espagnols dans le Nouveau-Monde, l'injuste accusation

d'avoir donné naissance au fléau destructeur qui
devait ravager la terre. On sait aujourd'hui que
l'intendant espagnol voulait, en outre, justifier les
vexations qu'il avait fait subir aux Américains. Il
était sûr de les rendre odieux à Charles-Quint,
maître du monde, mais victime, comme le dernier
de ses sujets, d'un mal jusqu'alors sans remède.
Les partisans de cette opinion, longtemps accré-
ditée, font valoir les arguments suivants :

1° La maladie apparaît brusquement aux lieux
où Christophe Colomb débarque lors de son premier
retour ; elle sévit successivement à Lisbonne, Sé-
ville, Barcelonne ;

2° Elle régnait aux Antilles ;

3° Les Espagnols ne la connaissaient pas avant
leur premier voyage dans le Nouveau-Monde ;

4° Apportée en Espagne par les compagnons de
Christophe Colomb, elle revêtit les formes les plus
effrayantes et y fit d'épouvantables ravages ;

5° Elle passa en Italie avec l'armée espagnole
que commandait Gonzalve de Cordoue ;

6° Le mal, communiqué par les soldats d'Espagne aux femmes de Naples et de la Calabre, fut
transmis aux soldats de Charles VIII, qui l'appor-
tèrent en France. De proche en proche, il se répandit dans toute l'Europe.

Ces idées reposent sur une erreur de dates fa-
cile à rectifier. Il suffit de rappeler dans leur ordre

chronologique les faits qu'invoquent les partisans
de l'origine exotique de la syphilis, et l'opinion
d'Astruc, partagée par Girtaner, s'écroule d'elle-
même. Colomb revint d'Amérique en 1493; l'en-
trée de Charles VIII à Naples eut lieu en février
1494. Après s'être fait couronner roi de Naples
au mois de mai suivant, il ramena presque immé-
diatement en France la majeure partie de ses
troupes. L'armée espagnole, sous la conduite de
Gonzalve de Cordoue, n'arriva en Calabre qu'au
mois de mai 1495, c'est-à-dire presque une année après le départ de Charles VIII et de ses
troupes. Quant à celles qu'il laissa à Naples, elles
ne rentrèrent en France qu'en 1498, et, à cette
époque, la maladie vénérienne sévissait avec fureur. Où donc est la preuve historique de la com-
munication d'une maladie contagieuse des Espagnols aux Français?

Nous pouvons indiquer d'autres faits pour com-
battre l'origine américaine de la syphilis. Alexandre
Beneditti, Baptiste Fulgosi attestent que, deux ans
avant l'expédition de Charles VIII en Italie, ce
pays était cruellement éprouvé par une maladie
nouvelle, dont les symptômes et les autres caractères étaient ceux de l'épidémie qui se répandit
en Europe.

Il n'existe enfin aucun indice direct qui puisse
faire penser que les compagnons de Christophe

Colomb étaient, à leur premier retour d'Amérique, infectés de la syphilis. N'est-il pas plus probable, dit Sprengel, que les Espagnols contrac-
tèrent la contagion au sein de l'Italie, et qu'ils
la reportèrent dans leur patrie? Ce qui le prouve,
c'est qu'à leur retour elle fut connue dans la Pé-
ninsule sous le nom de *mal français* ou *mal napolitain*, et qu'aucun auteur ne l'a jamais désignée
sous celui de *mal américain*, ce qui aurait dû ar-
river si réellement elle eût été importée du Nouveau-Monde. Mais il ne vint alors à personne l'idée
de l'attribuer à des climats lointains, où quelques
Européens avaient à peine pénétré ; l'on savait
très-bien qu'elle régnait au-delà des Alpes avant
que le roi de France les eût franchies, et par
conséquent avant l'arrivée de Gonzalve de Cordoue
sur le territoire napolitain.

Après les faits que nous venons d'exposer, il est
difficile de croire que la syphilis ait eu sa source
dans le pays découvert par Colomb, et qu'elle se
soit propagée des quelques compagnons de l'illustre
navigateur au reste du monde.

A l'époque de son apparition, la syphilis a éclaté
sur plusieurs points de l'Europe et à des distances
assez considérables. Astruc lui-même est obligé
de convenir que le mal se développa spontanément
dans plusieurs contrées, qui doivent être regar-
dées comme autant de foyers particuliers. Les re-

cherches de M. Bœrsch prouvent que la maladie
éclata en même temps en Alsace et à Naples. Elle
parut à Strasbourg avec les violents caractères
qu'elle avait dans le Midi ; elle attaquait, à l'im-
proviste, disent les chroniqueurs du temps, et
faisait périr un grand nombre de personnes ; elle
infecta bientôt la Prusse, le Mecklembourg, en-
vahit Brunswick et toute la marche de Brande-
bourg. En 1496, elle exerçait tellement de ravages
en Hongrie, que le roi Wladislas abandonna les
rênes du gouvernement. En 1497, elle arriva sous
les murs de Paris, accompagnée du même carac-
tère destructeur, et, chose étonnante ! à la même
époque, l'édit de Jacques IV dénote qu'elle régnait
à Édimbourg.

Au début, la syphilis se présentait sous une
forme aiguë, et se caractérisait par des symptômes
qui étaient assez semblables à ceux de la lèpre ;
elle couvrait le corps de nombreuses pustules : de
là, le nom de *morbus pustularum*. Ce mot *pustule*,
dans le langage des auteurs de cette époque, était
employé pour désigner toutes sortes d'éruptions.
Ces éruptions apparaissaient sous formes de tubercules, de dartres ou d'ulcères fétides, qui présen-
taient tous des caractères communs et détruisaient
rapidement les tissus. Les malades éprouvaient des
douleurs torturantes dans les membres et les parties profondes : c'était une infection générale ; le

corps était tout infiltré ; la fièvre hectique s'allumait, et entraînait rapidement au tombeau les malheureuses victimes de ce fléau hideux.

Les populations alarmées fuyaient devant ce mal nouveau ; les malades couchés en foule dans les chapelles des campagnes, exposés dans les carrefours ou entassés dans de mauvaises habitations, étaient souvent abandonnés ou périssaient sans secours.

D'autres symptômes de la syphilis se montrèrent plus tard : les exostoses, la carie, la nécrose vinrent d'abord se joindre aux premières altérations. En 1518, parurent les poireaux, verrues, tubercules, etc. Dans l'année 1530, on vit s'élever les bubons ou tumeurs inguinales. La chute des cheveux ou des poils se manifesta vers 1533. C'est à peu près dans ce même temps que la gonorrhée virulente commença à devenir un symptôme fréquent de l'action du virus vénérien. En 1550, le tintement d'oreilles fut considéré comme un signe assez commun de la vérole confirmée. Enfin, quelques années plus tard, il se déclara des engorgements lymphatiques transparents, que l'on comparait à du cristal, et auxquels on donnait pour cette raison le nom de *cristalline*.

La syphilis du XVe siècle avait des caractères que l'on ne retrouve plus aujourd'hui dans cette maladie ; ses symptômes , sa marche , son mode de propagation , tout diffère.

Aujourd'hui on ne voit pas la syphilis se développer spontanément et se transmettre autrement que par un contact immédiat. A son début , elle ne se transmettait pas seulement par les parties génitales ; il suffisait du toucher des vêtements, du milieu dans lequel vivaient les malades, ont dit quelquesauteurs. Aujourd'hui on se guérit facilement de cette affection ; à l'apparition de la maladie, le pouvait-on? Aujourd'hui c'est une maladie chronique; autrefois une maladie sur-aiguë le plus souvent. Au XVe siècle, l'élément contagieux ne paraît pas nécessaire à la propagation de la maladie. Frascator assure qu'il a vu la vérole atteindre des individus qui ne pouvaient s'exposer à la contagion, et prétend qu'il est impossible de comprendre la rapidité avec laquelle la syphilis s'est répandue dans le monde, si elle ne s'étendait que par cette seule influence. Benedictus a vu des religieuses sévèrement cloîtrées être atteintes de symptômes vénériens. Enfin, la plupart des médecins qui vivaient au moment où la syphilis a éclaté, reconnaissent que cette maladie s'est développée non—seulement par contagion, mais par une influence épidémique dont la cause fut attribuée par les contemporains à la colère divine, aux influences sidérales, aux conjonctions ou aux oppositions des astres, aux causes enfin les plus bizarres.

Pour nous, continuant l'hypothèse de la double influence, posée dans l'étude des grandes épidémies en général, pourrions-nous trouver des causes telluriques, des causes dans la vie morale des peuples à cette époque?

Léonicée raconte que, dans l'année où parut le mal français, il y eut de grandes inondations en Italie. Les eaux du Tibre forçaient les Romains d'aller en bateau dans toute la ville; Rome fut pendant quelque temps une nouvelle Venise. A la suite de ces pluies torrentielles, il survint de fortes chaleurs qui corrompirent l'atmosphère : de là, génération de l'atmosphère humide, si féconde pour engendrer les maladies épidémiques. Du reste, toutes les raisons que nous avons données pour le XIVᵉ siècle existait au XVᵉ. Voici quelques lignes de M. Devergie : « Il suffit de jeter un coup-d'œil sur l'état de l'Europe, dans ce temps reculé de la civilisation, pour se convaincre des maux infinis auxquels nos malheureux ancêtres étaient en proie. Dans les XIIIᵉ, XIVᵉ et XVᵉ siècles, l'histoire nous offre à chaque page les tableaux dégoûtants de la misère et de ses affreux résultats. On ne voit partout que luttes perpétuelles des rois contre les princes et seigneurs, de la monarchie contre la féodalité; que guerres intestines des seigneurs entre eux; qu'armées indiciplinées, vivant de vols et de rapines; on ne rencontre qu'exactions odieuses sous

toutes les formes ; que pillages, incendies, massa-
cres, famines, maladies épidémiques, contagieuses,
sévissant avec fureur sur un peuple tourmenté,
opprimé de toutes les façons, et qui, semblable à
un vil ramas d'esclaves, s'étourdissait dans la débauche, ne voyant plus d'autre remède à ses mal-
heurs que celui d'en chercher l'oubli dans tous les
excès qui rapprochent le plus l'homme de la
brute. Quelles circonstances furent jamais plus pro-
pices au dévelopement des maladies des parties
génitales !

Quant aux causes morales et politiques, elles
sont grandioses !

On touchait, à cette époque, aux temps modernes.
Un immense bouleversement s'opérait en Europe :
c'est pour la France le temps des grandes guerres
nationales, des guerres contre les Anglais; c'est
l'époque de la lutte que soutiennent le peuple et
Jeanne d'Arc pour l'indépendance du territoire et
du nom français. Dans le monde religieux, on en-
tend de sourdes rumeurs : Jean Hus et Jérôme de
Prague sont condamnés au feu comme hérétiques
et révolutionnaires; mais Luther vient de naître.

Ne dois-je pas aussi signaler ces voyages, ces en-
treprises, ces découvertes? Vasco de Gama franchit le
cap de Bonne-Espérance ; Christophe Colomb donne
un nouveau monde à l'ancien. Quelle merveilleuse
extension du commerce européen ! La poudre à

canon change le système de la guerre, la boussole change le système de navigation : je n'oublierai pas l'imprimerie !

Quelles preuves en faveur du système que nous suivons ! Nous croyons donc que la syphilis est une maladie nouvelle, extraordinaire, qui a paru vers le XV⁰ siècle. Elle a éclaté avec tous les caractères des grandes épidémies ; elle a surgi brusquement avec des caractères spécifiques, une marche terrible, indomptable ; elle a présenté un groupe de symptômes très-graves, inconnus jusqu'alors ; elle s'est propagée comme une grande affection populaire, avec l'activité propre au génie épidémique.

Du XVI⁰ au XIX⁰ siècle, pas une grande épidémie n'a surgi dans le monde. «Enfin, par un malheureux privilége, notre siècle a été témoin d'un de ces fléaux dévastateurs qui surprennent les populations florissantes, et les couchent dans la tombe comme les épis dans leurs sillons.»

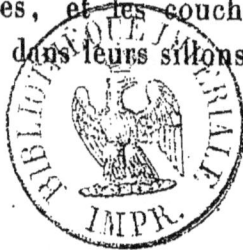

2

www.ingramcontent.com/pod-product-compliance
Lightning Source LLC
Chambersburg PA
CBHW070220200326
41520CB00018B/5724